SEMILLAS DE AMOR PARA TUS HIJOS

Elsa Liliana Arellano

ISBN: 9798840261750

ISBN: 9798840261750

DEDICATORIA

Para Miguel Angel, Moises, Michelle, lectores y sus amados hijos.

Que el contenido de este libro te ayude a convertirte cada día en un excelente padre o madre para tus herederos. Asume esta responsabilidad con cariño y entrega, dando lo mejor de ti, para que puedas sembrar las semillas de amor y hacer que perduren en las generaciones venideras.

CONTENIDO

Agradecimientos   I

Presentación   1

Prefacio   3

Introducción   5

Semilllas de amor para tus hijos   7

1   Existencia de Dios   8

2   Gratitud   13

3   Autoestima   16

4   El respeto   19

5   El perdón   22

6   No odiar   25

7   No avergonzar   28

8   No hablar mal   31

9   No vengarse   34

10   No guardar rencor   36

11   Entablar una relación con Él Creador   40

12   Bendecir a nuestros hijos   45

13   Respeto por la vida humana   48

14   Enseñar a nuestros hijos a cuidar y respetar su cuerpo   51

15   No robar   55

16   Estudiar el pentateuco   58

17   Honrar a los padres   62

18   No buscar brujos, hechiceros, clarividentes, personas que   65
     realizan sesiones de espiritismo y demás

19   Proponerse metas y espiritualizarlas   68

20   Colocar Al Creador en primer lugar   70

     Notas de la autora   74

     Acerca de la autora   76

AGRADECIMIENTOS

Elevo mi corazón al Creador en agradecimiento por su infinita Misericordia y por todas las bendiciones que ha derramado sobre mí: por lo que me ha dado en el pasado, por lo que me brinda en el presente y por lo que me deparará en el futuro.

Agradezco a mis padres, Luis Carlos Arellano y Elsa Yolanda Mosquera, por su amor incondicional y por ser personas maravillosas que siempre me han dado lo mejor de sí mismos. Su apoyo y cariño han sido pilares fundamentales en mi vida.

Un agradecimiento especial va dirigido a Eider Steeve, quien hizo posible que pudiera experimentar la magnífica experiencia de ser madre. Su presencia en mi vida ha sido un regalo invaluable.

Y a mis queridos hijos, Miguel Ángel, Moisés y Michelle, les amo con todo mi corazón. Gracias por permitirme experimentar el amor incondicional, ese que lo da todo sin esperar nada a cambio. Ustedes son mi mayor inspiración y motivo de alegría.

En este viaje de la vida, doy gracias por cada uno de ustedes, por el amor compartido y los recuerdos preciados. Que nuestro vínculo siga fortaleciéndose con el paso del tiempo.

PRESENTACIÓN

Vivimos en un mundo con muchos desafíos para los niños y jóvenes, dónde abunda una profunda confusión, no hay claridad acerca de qué está bien y que no. Es la razón de ser del libro, brindar esta información.

¿De dónde ha salido este conocimiento? del Pentateuco (los primeros cinco libros de la Biblia: Génesis, Éxodo, Levítico, Números y Deuteronomio), es una fuente de sabiduría infinita, allí encontramos un manual que Él Creador le entregó a Moisés, para nosotros. El compendio tiene muchos velos, que se van descubriendo conforme aumenta el deseo de aprender con el fin de mejorar y enseñar a otros.

Aquí se encuentran poderosas herramientas espirituales. Este es el primer volumen, de cuatro libros, de veinte semillas cada uno. Los iré publicando conforme estén terminados. Es necesario que esta información llegue a los progenitores.

En la actualidad las personas tienen miles de ocupaciones y poco tiempo, por ello, los datos se encuentran sintetizados. Cada una de las semillas contiene unos tips para que puedas sembrarlas de manera efectiva en tus hijos y al final se enumeran algunos de sus beneficios.

Mi recomendación es: en primer lugar interioriza cada simiente, hazla parte de ti, después siémbrala en tus hijos, apoyándote en los tips, trabaja una semilla por semana. Repítela hasta convertirla en hábito.

Ahora que esta información se encuentra a tu alcance, es necesario que cumplas con tu deber de padre o madre, de entregar óptimas personas al planeta. Te prometo que si siembras estas semillas en tus hijos, vas a obtener buenos frutos.

PREFACIO

En estas páginas encontrarás información relevante que debes poner a prueba, descubrirás veinte semillas de amor. Lo primero que debes hacer es asimilarlas antes de pretender transmitirlas, por una sencilla razón: tus descendientes aprenden tus patrones de conducta. Una vez que integres este conocimiento, llévalo a la práctica, pues tus herederos imitarán tu proceder y lo harán parte de ellos. Debes evaluar qué conservar y qué modificar.

Ser padre y madre es un gran reto, especialmente en esta época. Sin embargo, puedes desempeñarte bien si pones amor, entusiasmo, perseverancia y el deseo de ser tu mejor versión cada día. Las semillas aquí presentadas te ayudarán a alcanzar estos objetivos. Si decides embarcarte en este camino, debes estar dispuesto a transformarte en alguien mejor cada día.

Es fundamental aprender y enseñar estas lecciones a tus herederos desde edades tempranas para que estos conceptos se incorporen a su personalidad. Así, cuando decidan enfrentar el mundo, tendrán una mejor idea de la ruta que deben transitar. Lo más probable es que tomen buenas decisiones, eviten caer y desviarse.

En este momento de la historia, hay ideologías que llaman la atención de nuestros jóvenes, algunas de ellas pintan de colores la oscuridad para atraerlos. Debemos estar alerta e instruirlos, esforzarnos por sembrar buenos valores. Necesitan padres y/o madres que cumplan a cabalidad con su misión de ser guías activos, pues sus vidas dependen de ello.

Hoy en día, los progenitores tienen muchas ocupaciones que limitan el tiempo para pasar con sus herederos y cultivar en sus mentes buenas semillas. El objetivo de esta información es que optimices tu tiempo y te enfoques en los requerimientos de tus hijos, para que puedas plantar las semillas que les servirán para enfrentar los desafíos de la vida.

Es conveniente enseñarles a nuestros hijos a tener fe en el Creador y en sí mismos, que sepan que no están solos y que serán probados muchas veces. Por esta razón, deben confiar en sus valores y seguir los caminos que les hemos enseñado. Es primordial que nosotros experimentemos la fe para poder transmitírsela a ellos.

Debemos estudiar El Pentateuco, pues así obtendremos una brújula que nos guiará por el buen camino, directo al Eterno. En este libro, aprenderás tips para descubrirlo, acercarte y tener una relación más íntima.

Por último, quiero recordarte que al igual que una pequeña semilla tiene el potencial de generar millones de árboles en el futuro, los valores que siembres en tus hijos también lo harán. Esto no sucederá de la noche a la mañana, pero con constancia, disciplina, ejemplo, dedicación, entrega y amor, llevarás a tus herederos hacia un futuro por el camino del bien. Te prometo que vale la pena, aunque verás los resultados con el tiempo.

INTRODUCCIÓN

El poder de las 20 semillas que encontrarás en este libro opera a nivel del alma. Si eres padre o madre, ofrece amor incondicional a tus hijos y haz un compromiso serio de sembrar en ellos buenas semillas. Comparte la luz espiritual que aquí se encuentra, pues penetrará tu alma y la de otros. Es crucial sembrar con amor, ya que solo así podrás ver resultados favorables.

Este conocimiento enciende una luz espiritual colosal. Cuando lo entregas a tus herederos, ellos empiezan a sentir amor, unidad y cuidado. Te conviertes en una especie de Guerrero de luz, que erradica la oscuridad de este mundo cada vez que insertas una semilla en ti y en tus retoños, generando más luz. Tu vida y la de tus hijos mejorarán de manera ostensible, verás milagros.

Cómo usar las 20 semillas:

Interioriza cada semilla, siémbrala en ti y en tus hijos, y pon en práctica los consejos para plantarlas.

Experiencia de escribir este libro:

Fue un viaje de descubrimiento en el cual reunía nuevos conocimientos que permeaban mi alma y poco a poco se hacían parte de mi vida.

Cuando faltaba algún dato importante que debía plasmarse aquí, llegaba de una u otra manera, en cualquier momento, y tenía que estar lista para capturarlo e insertarlo en el lugar adecuado.

Estas herramientas activarán fuerzas espirituales que penetrarán tu existencia y la de tus hijos. La intención de compartir este conocimiento con los progenitores es que puedan iluminar a todos los miembros de su familia, así como a su entorno e inspirar a otros.

Que el Creador los bendiga y les permita cumplir a cabalidad su misión de padres.

SEMILLAS DE AMOR PARA TUS HIJOS

1 EXISTENCIA DE DIOS

Todos anhelamos conectar con el Creador. Cuando experimentamos un vacío que no se llena con nada, es porque nuestra alma necesita entablar comunicación con Él; solo se satisface con Su Presencia.

¿Por qué estamos aquí? Para encontrarlo a Él y cumplir una misión.

Existen varias maneras de acercarnos y conocerlo, y a continuación te presentaré algunas que utilizaron los grandes patriarcas.

Si deseas observar la magnificencia del Eterno, haz lo que hizo Abraham: simplemente mira una noche estrellada, la delicadeza de una flor, la belleza de un pájaro, una cascada, el nacimiento de agua, la lluvia o el funcionamiento del cuerpo humano. En su creación, se puede apreciar la inteligencia del Creador. Como expresó el escritor Julien Green: "*Dios no habla, pero todo habla de Dios*".

Es esencial enseñarles a tus hijos sobre la existencia del Todopoderoso. Si eres padre o madre, sabes que todos tenemos que enfrentar desafíos, algunos más difíciles que otros, pero siempre estamos en capacidad de superarlos, lo cual depende de la fe que tengamos en el Creador y en nosotros mismos. Al pasar por pruebas, se afianza el carácter, la fe y la valía. Como bien dijo la Madre Teresa de Calcuta: "*Nuestros sufrimientos son caricias bondadosas de Dios, llamándonos para que volvamos a Él y reconozcamos que no controlamos lo que sucede en nuestras vidas, solo tomamos decisiones; es Dios quien tiene el mando y en Él podemos confiar*". Debemos tener la seguridad de que todo lo que nos sucede es para nuestro bien. Afrontar una prueba difícil de la mano del Todopoderoso será vigorizante, y esto marcará la diferencia en nuestra actitud durante el proceso. Más adelante, encontrarás una semilla que te ayudará a relacionarte con el Creador.

Debes enseñarles a tus descendientes que el Amo del Universo puede intervenir en nuestras vidas si lo hacemos parte de ellas y cumplimos Sus mandamientos. Es fundamental que, en tu rol de padre o madre, aprendas los preceptos y los apliques, porque si tú no los conoces, ¿cómo pretendes que tus hijos los conozcan? Hoy es un buen momento para instruirte, pues aquellos que siguen estas sendas agradan al Creador y les traerá beneficios a ellos y a su familia. Te aseguro que el esfuerzo que pongas será proporcional a las bendiciones que recibirás. ¡Vale la pena!

Sin lugar a dudas, para tener un buen vínculo con alguien, lo primero es relacionarnos. ¿Dónde puedes conocer al Creador? En las sagradas escrituras. Por tanto, debemos buscar allí toda la información que requerimos para construir una buena relación. Supongo que como todo ser humano, siempre has deseado conocer a alguien a quien entregarle tu corazón y que cuide de ti. En esta relación con el Creador, no hay intereses ocultos ni engaños; aquí todo es verdad. Él conoce lo que hay en cada corazón y será un vínculo absolutamente transparente. ¡Es la relación perfecta!

Los planes del Creador son mejores que los nuestros. Cuando queremos algo y, por más que lo intentamos, no sucede y se complica, persistir en el asunto es una idea equivocada. Cada vez que recibimos la señal de que no es el camino, será más doloroso, porque no es conveniente. Cuando recibas este aviso, analiza tu situación con lupa y observa todas las posibilidades que tienes frente a ti. Con cabeza fría, sigue los caminos que te harán bien. De lo anterior podemos concluir lo siguiente: debemos ser insistentes con nuestras metas, pero cuando no se dan por más empeño que ponemos en ello, es porque no nos hará bien a nosotros y/o a otros. Aunque tenemos libre albedrío para tomar decisiones, el Creador va acomodando el camino y nos coloca siempre en las condiciones ideales para que florezcamos. Recuerda que todo está bajo Su supervisión. Una vez que tengas este conocimiento, debes transmitirlo a tus descendientes, dándoles ejemplos de momentos de tu vida y la de ellos donde se cumplió esta regla, así no perderán tiempo en asuntos que no les convienen.

Aprende a interpretar la voluntad del Amo del Universo e interioriza las siguientes premisas: Él quiere darte todo, siente tu pena si algo te falta y se alegra cuando recibes lo que necesitas. Por esta razón, tu plegaria debe ser para que se haga la voluntad del Creador.

Otra forma de acercarte a Él, utilizada por el Rey David, fue la gratitud y la alabanza. Es la llave que te abre la puerta y es agradable a Él, le estás manifestando que te gusta lo que hace por ti. Así que debemos bendecirlo por tanta bondad y misericordia. Puedes inspirarte en las alabanzas de los Salmos.

Tips para cultivar la semilla de tener una bonita relación con el Amo del Universo: con el fin de iniciar un verdadero idilio, debes construirlo día a día a través de la lectura del Pentateuco. Además, haciendo plegarias, te aseguro que es la mejor relación que vivirás en tu vida. En este punto, te recomiendo leer el Cantar de los Cantares, que es santidad de santidades. Allí se narra el amor que siente nuestro Creador por nosotros, el éxtasis que viviremos. Cuando lo leas, te pido que no lo tomes como una lectura erótica entre un hombre y una mujer, sino que dilucides el profundo amor que siente el Creador por nosotros. De la dama, aprendemos cómo debería ser nuestro amor por Él.

El beneficio de esta semilla es que tus hijos siempre sabrán que hay una fuerza poderosa que los respalda y a la que pueden acudir en cualquier momento.

2 GRATITUD

La palabra "gracias" es una poderosa herramienta que tiene la magia de abrir puertas en el cielo y en la tierra. Desde hoy, te invito a incorporarla como una de tus palabras favoritas y a usarla con frecuencia. Cuando agradeces, te mantienes en un estado de bienestar emocional, te conectas con el presente y valoras las preciosas cosas que tienes en la vida. Estos sentimientos positivos repercuten en tu salud y actúan como un generador de bendiciones, atrayendo situaciones y personas que te permiten realizarte plenamente.

Si no estás familiarizado con la gratitud, no te preocupes, puedes desarrollar este hábito recordando todo lo que has tenido, tienes y tendrás, así como también apreciando lo que otros han hecho por ti. ¿Qué puedes agradecer hoy? Cierra tus ojos e inicia el ejercicio.

El Dr. Robert Emmons, destacado investigador en esta materia y profesor de la Universidad de California, (EUA), afirma que la gratitud es felicidad reconocida después del hecho y causada por actos de bondad de otros. La gratitud está ligada a la alegría, al bienestar y al positivismo. Es decir, la ventura está directamente relacionada con el agradecimiento. Si deseas ser feliz, es importante reconocer tus bendiciones diariamente.

Enseñar a tus hijos a valorar todo lo que tienen, desde su cuerpo y salud hasta los alimentos, un lugar donde vivir, agua, ropa, zapatos, amigos, familia, etc., evitará que se conviertan en personas egoístas y caprichosas. Como padres, deseamos un futuro lleno de bondad y compasión para ellos, y fomentar la gratitud es una poderosa forma de lograrlo..

Enseña a tus hijos a no dar nada por sentado, ya que la vida es impredecible, y darlo todo por hecho es un error. En su lugar, inculca en ellos el hábito de dar gracias por las bendiciones que reciben, comenzando por las personas que los aman y a las que ellos aman: padres, pareja, hijos, familiares, amigos, etc. Demostrar el amor que sienten hacia los demás les permitirá aprender el valor de la gratitud de manera natural.

Una buena práctica es mostrarles a los hijos que hay personas que tienen menos que ellos, para que puedan apreciar lo afortunados que son. Enseñarles a compartir con otros fomentará la generosidad y la bondad desde una edad temprana.

Los efectos de la gratitud pueden no sentirse de inmediato, pero con una práctica constante, se fortalecen. Es esencial enseñar a tus hijos desde temprana edad, ya que cuando son pequeños, esta actitud se convertirá en parte de su ser para siempre. Si se trata de niños mayores, adolescentes o adultos, siempre es posible iniciar en cualquier momento y adoptar la gratitud como un hábito propio; todo es cuestión de decisión y ejecución.

Algunos tips para cultivar la semilla de la gratitud incluyen expresar agradecimiento a las personas que hacen algo beneficioso para ti, comenzar cada día reconociendo lo bueno mediante la elaboración de una lista de agradecimientos, llevar un diario de gratitud y escribir al menos tres razones por las cuales dar gracias, y enviar cartas de agradecimiento a personas relevantes en tu vida.

Por último, te comparto una poderosa plegaria de agradecimiento que aprendí de R. Shalom Arush. Recitar esta plegaria a diario y enseñarla a tus hijos.

"Padre Celestial, Rey Divino que continuamente provees el bien, que supervisas con una Providencia Divina precisa, por favor protégeme para que no sea ingrato y no niegue ninguno de los beneficios que me concedes.

Por favor dame una Fé completa y genuina en que todo lo que me pasa en lo físico y lo espiritual es para mi propio bien. Por favor ayúdame para que sepa que no estás obligado a hacer nada por mí y que todo lo que haces es un regalo gratuito producto de Tu continuo amor a mí y Tu deseo de lo mejor para mí. Concédeme el mérito de declarar de todo corazón mi gratitud por todo.

Gracias por el privilegio de declarar mi gratitud ante Ti si bien todo el agradecimiento que digo es una nada comparado con lo que en realidad debería agradecerte, siendo que todo proviene de Ti. Gracias por todas aquellas cosas que he dado por sentadas y por las cuales aún no Te expresé mi agradecimiento. Gracias por cada respiración, por cada una de mis capacidades físicas, por cada órgano de mi cuerpo que funciona bien y por mi bienestar.

Gracias por el maravilloso mundo que has creado para mí. Gracias por todas las personas que son Tus mensajeros para conferirme Tu bondad. Gracias por el sustento que has proveído y que continúas proveyéndome. Gracias, Dios del universo, por cada cosa que tengo y también gracias por lo que no tengo, ya que todo es producto de Tu Divina Providencia para mi propio bien.

Gracias por la fé que me das, que es el más grande regalo que se le puede dar a una persona. Gracias por haberme dado un corazón, una mente y la capacidad de hacer el bien.

Gracias por toda Tu ayuda para prevalecer sobre mi mala inclinación y Tu ayuda para alejarme del mal. De hecho, todo mi éxito en mi servicio Divino es un regalo Tuyo.

Gracias por los reveses, las dificultades, los problemas y las derrotas que sufro y gracias también por las veces que siento amargura, porque esto me sirve para acercarme cada vez más a Ti.

Amo del universo, es sabido ante Ti que no poseo la capacidad de entender que todo lo que haces es enteramente para mi propio beneficio. Por eso Te pido perdón si Te he cuestionado y si no he sabido apreciar Tus actos y en vez de sentir alegría, me quejé y actué con cinismo. Te pido perdón por todo lo que hice y que no fue bueno a Tus ojos y por mi falta de aprecio por todo lo que me das.

Gracias por todo el bien que me has concedido y por haberme ayudado, salvado, rescatado, protegido, alegrado, alentado y dado fuerzas. Gracias por escuchar y aceptar mis plegarias.

Y gracias por darme el mérito de decirte gracias en este mismo momento!"

Beneficio de esta semilla: Compartir este conocimiento con tus hijos les permitirá construir vínculos sólidos y duraderos con otras personas, ser más positivos y entusiastas, y afrontar mejor los momentos de estrés. La gratitud es un regalo valioso que podemos transmitir a las generaciones futuras para crear un mundo más amoroso y compasivo.

.

3 AUTOESTIMA

Tener una sólida autoestima implica sentirse bien consigo mismo y tener la confianza para probar cosas nuevas, aceptando los errores como oportunidades de aprendizaje. Una buena autoestima se traduce en un mejor desempeño en casi todas las áreas de la vida.

Como padre y/o madre, es importante reconocer que la necesidad de amor no solo afecta la niñez, sino que también puede tener un impacto duradero en la adultez si no se atiende a tiempo.

El Dr. Ross Campbell, un reconocido psiquiatra especializado en niños y adolescentes, sostiene que *"En cada niño hay un tanque emocional a la espera de que lo llenen de amor"*. Esta perspicaz afirmación nos lleva a comprender que el comportamiento de un niño está estrechamente relacionado con lo que existe en su tanque emocional. Si el tanque está vacío, es probable que muestre conductas desafiantes y problemáticas; en cambio, si se siente amado y apoyado, su desarrollo emocional será más equilibrado y positivo.Fomentar el amor propio en tus hijos es de suma importancia, ya que lo que pienses de ellos influirá en su autoestima y confianza. Tú tienes un papel fundamental en el desarrollo emocional de tus hijos.

Es primordial guiar a tus descendientes, mostrándoles el camino y enseñándoles cómo comportarse en diversas situaciones para que puedan desenvolverse con seguridad y claridad.

El objetivo de este libro es proporcionarte una ruta que puedas seguir, adaptada a la edad y madurez de tus hijos.

Cuando tus hijos se comporten de manera inapropiada, es esencial corregirlos en privado, evitando avergonzarlos en presencia de otros, ya que esto puede afectar negativamente su autoestima. Sé compasivo, recuerda que están en proceso de aprendizaje y formación.

Es recomendable mantener una buena comunicación con tus hijos, incluso en conversaciones difíciles, procurando que sean amorosas. Explícales las razones detrás de tus desacuerdos y enséñales la manera correcta de actuar. Anímalos a que lo intenten de nuevo, promoviendo su esfuerzo y perseverancia. Acompáñalos en sus procesos y asegúrales que un error no los invalida como personas, sino que es una oportunidad para aprender y mejorar. Evita culparlos, ya que esto no contribuirá a un cambio positivo. Recuerda que tú también fuiste joven y rememora como eras en aquel tiempo.

Es esencial estar atento a si tus hijos adoptan cualidades limitantes, y si es así, ayúdalos a superarlas, brindándoles confianza en sí mismos, mostrándoles sus talentos y resaltando lo positivo en ellos. Hazles saber que siempre contarán con tu amor incondicional.

Para cultivar la semilla de la autoestima, realiza actividades que sean satisfactorias para ambos, comunica, crea, comparte y diviértete con tus hijos. Aprovecha estas oportunidades para sembrar valores positivos a través del ejemplo y la coherencia.

Permite que tus hijos se arriesguen en función de su edad. Si superan desafíos, se sentirán orgullosos, y si no lo logran, aprenderán a manejar la frustración. Tu papel es animarlos a seguir adelante, enfocándote en sus avances y esfuerzo, más que en los resultados. Enséñales tareas acordes a su edad para que se sientan útiles y capaces. En internet encontrarás información sobre este tema. Asegúrate de guiarlos paso a paso en nuevas actividades para que se sientan seguros.

Es apropiado reconocer sus logros y elogiarlos sinceramente por lo que hacen bien y por su esfuerzo. Sin embargo, evita alabarlos por algo que no han hecho, ya que esto puede minar su confianza en ti. Por ejemplo, si tu hijo tuvo un partido de baloncesto y su desempeño no fue el esperado, valora su persistencia y luego analiza juntos sus puntos fuertes. Al dar halagos genuinos, tus herederos confiarán en tus criterios y opiniones honestas.

Es esencial evitar críticas crueles a los hijos. En su lugar, debemos centrarnos en fortalecer sus habilidades y resaltar sus fortalezas para que se sientan valorados. Enseñar con el ejemplo la importancia de ayudar, dar y servir es fundamental, ya que esto llena el corazón humano de gratitud y satisfacción. Con amor, apoyo y aliento, podemos guiar a nuestros hijos hacia un futuro positivo y significativo, donde puedan hacer del mundo un lugar mejor para todos.

Beneficio de esta semilla: tus descendientes aprenderán a creer en sí mismos, incluso cuando los demás no lo hagan. Se sentirán valorados, aceptados y seguros en su camino hacia una autoestima sólida y positiva.

4 EL RESPETO

La empatía consiste en reconocer los derechos de los demás, aceptar y comprender que cada persona es única. Es un ingrediente esencial para cultivar una vida armónica y en paz. Estas reflexiones me traen a la mente las palabras del reconocido escritor, novelista, poeta, periodista y dramaturgo portugués, José Saramago, quien expresó sabiamente: *"He aprendido a no intentar convencer a nadie. El trabajo de persuadir es una falta de respeto, es un intento de colonización del otro."*

En numerosas ocasiones, nos sentimos irritados cuando las personas a nuestro alrededor son diferentes a nosotros. Sin embargo, es importante recordar que cada individuo es único y, naturalmente, piensa de manera distinta. Para mantener una buena comunicación y relaciones armoniosas, es fundamental buscar puntos en común con los demás, sin intentar convertirlos en copias de nosotros mismos.

Desde temprana edad, los niños tienden a imitar lo que ven en las personas con quienes más comparten. Si observan respeto entre los adultos que los rodean, es probable que ellos también sean respetuosos. Por otro lado, si presencian irrespeto, es más factible que lo reproduzcan. Es esencial enseñarles que cada individuo es único, con características, necesidades y formas de expresión propias.

Para sembrar la semilla del respeto, aquí hay algunos consejos útiles:

Sé amable con tus hijos, sin importar su edad, merecen ser tratados con respeto y cariño.

Establece una relación basada en la confianza, siendo honesto y sincero con ellos. Siempre aborda verdades dolorosas con tacto y sensibilidad.

Establece reglas claras y cúmplelas, ya sea en cuanto a premios o consecuencias. La consistencia es clave.

Enseña empatía, para que sean sensibles a los sentimientos y emociones de los demás, evitando hacer daño a las personas que les rodean.

Fomenta una comunicación asertiva, donde puedan expresar sus opiniones y apreciaciones sin recurrir a descalificaciones o disputas. Los progenitores pueden servir como modelos a seguir en esta habilidad.

Anima a tus hijos a cuestionar y reflexionar sobre sus propias opiniones en temas que les conciernen.

Aprende a disculparte cuando cometas errores, mostrando que es normal y humano equivocarse.

Deja claro que no siempre podrán obtener lo que desean, ya que aprender a manejar la frustración y aceptar los límites es parte del respeto hacia los demás.

Siguiendo estos consejos, estarás sembrando la semilla del respeto en tus hijos, lo que les permitirá generar relaciones sanas y respetuosas en su vida.

Beneficio de esta semilla: Si tratas a tu hijo con respeto, él desarrollará una saludable autoestima y se sentirá bien consigo mismo y con los demás. Disfrutará de la compañía de sus pares y tendrá confianza en sus habilidades, lo que facilitará la toma de decisiones en su vida.

5 EL PERDÓN

Perdonar no es una tarea sencilla, pero es indispensable liberarse de lo que nos ha causado dolor o daño. Es la única opción para iniciar el proceso de sanación. Si algo nos ha herido profundamente, es importante trabajar en ello y superarlo. Cada dolor que experimentamos tiene un propósito, nos enseña valiosas lecciones como humildad, aceptación, comprensión, empatía, igualdad, resiliencia y amor. Estar atentos para recibir el mensaje nos permite crecer y aprender a través de las experiencias de la vida.

Como bien sabes, todas las personas cometemos errores y nos equivocamos; es parte de nuestra naturaleza humana. Por lo tanto, resulta fundamental enseñar a nuestros hijos a perdonar. Tal como lo afirma el exitoso psiquiatra, psicoterapeuta y escritor Demián Bucay: *"Tras una ofensa, la manera de recuperar el sosiego, de ganar libertad y equilibrio psicológicos es perdonar. Solo así curaremos nuestra herida y evitaremos que el resentimiento nos paralice"*.

De lo anterior, podemos concluir que el acto de perdonar es un regalo que nos hacemos a nosotros mismos. Si no perdonamos, somos quienes cargamos con sentimientos dañinos. Sin embargo, cuando logramos perdonar, algo maravilloso sucede, como lo expresó de manera magistral el dramaturgo, poeta y actor inglés William Shakespeare: *"El perdón cae como lluvia suave desde el cielo a la tierra. Es dos veces bendito; bendice al que lo da y al que lo recibe"*.

Espero que, después de conocer esto, elijas optar por el perdón y así liberarte de aquello que no te hace ningún bien. Perdonar es un poderoso acto de sanación y crecimiento personal.

¿Sabías que todo ser humano cuenta con una red cerebral de neuronas espejo, que imitan lo que los demás hacen? Impresionante, ¿verdad? Partiendo de este hecho, para que nuestros hijos aprendan a perdonar, debemos enseñarles, haciéndolo nosotros. Cuando nos equivoquemos podemos pedir disculpas, sí hieres a tu hijo, pídele perdón. Los tiempos cambiaron, los padres somos falibles, hoy en día, podemos mostrar nuestra realidad, con imperfecciones.

Cuando pedimos perdón, nuestros herederos interiorizan este comportamiento, lo cual les será útil en el futuro, ya que entenderán que es normal cometer errores y aprender de ellos. También es esencial pedir perdón cuando sea necesario, mostrando arrepentimiento por nuestros actos, asumiendo la responsabilidad de lo que hemos hecho y tomando conciencia para evitar repetir esas conductas.

Es fundamental manifestar a nuestros hijos lo bueno que hay en ellos, al igual que hacerles conscientes de los errores que puedan cometer. Recordemos que están en proceso de formación y necesitan nuestra guía para aprender qué está bien y qué no.

Enseñarles empatía es clave, ya que al comprender el panorama completo, disminuirán las probabilidades de herir a otras personas y tomarán decisiones más acertadas.

Tips para perdonar: Lo primero es reconocer que no perdonar hace daño y no permite avanzar hacia el cumplimiento de metas. Al guardar sentimientos poco sanos como resentimiento o rencor, gastamos demasiada energía. Para perdonar, es importante expresar a la persona lo que nos hizo sentir con su comportamiento, ya sea hablando con ella directamente, compartiéndolo con alguien de confianza o escribiendo una carta. Aceptar a la persona y ponerse en sus zapatos facilita el proceso de perdón y liberación. En ocasiones, el proceso de perdonar puede requerir repetirse varias veces hasta poder decir con total convicción: ¡te perdono!

Tips de autoperdón: Lo primero es comprender que equivocarse es normal y que los errores nos permiten crecer como seres humanos. Debemos asumir nuestra responsabilidad y, cuando sea necesario, reparar el daño causado. Analizar y reflexionar sobre nuestros errores nos permite aprender de ellos y evitar repetirlos. No debemos quedarnos en el autocastigo, ya que esto solo frena nuestro avance y crecimiento personal. En lugar de eso, debemos aprender de nuestros errores y seguir adelante con la experiencia como una lección aprendida.

Beneficio de esta semilla: Enseñarles a nuestros hijos a perdonar y a pedir perdón les brinda la capacidad de mantener relaciones sanas y armoniosas con otras personas. Al enfocarse más en sus metas, experimentarán un mayor bienestar, alegría y calma, desarrollarán una sólida conexión consigo mismos. El perdón les permitirá liberarse de cargas emocionales negativas y cultivar un sentido de paz interior que se reflejará en su vida diaria.

6 NO ODIAR

El odio es un sentimiento negativo, incontrolable e intenso que resulta perjudicial, contraproducente y destructivo, ya que implica una falta de tolerancia hacia alguien o algo. Como bien expresó el pastor estadounidense Henry Emerson Fosdick: *"Odiar a las personas es como quemar tu propia casa para matar una rata"*.

Si una persona experimenta odio, es importante que trabaje en ello, lo procese y lo supere, ya que mantenerlo dentro de sí puede desencadenar ansiedad, estrés, agresividad, problemas físicos, insomnio, entre otros efectos negativos para su bienestar y salud. Aprender a liberarse del odio es esencial para cultivar una vida más equilibrada y en armonía con uno mismo y con los demás.

Si experimentas sentimientos de odio hacia alguien, es crucial que lo abordes y gestiones cuanto antes. Si te resulta difícil hacerlo por ti mismo, busca la ayuda de un profesional para poder liberarte de esta carga emocional. Evita transferir este odio a tus seres queridos y, en su lugar, procura transmitirles aspectos positivos y constructivos. Recuerda que el odio daña principalmente a la persona que lo siente, y no deseas causar perjuicios a tus descendientes o a quienes te rodean. Aprender a manejar y superar el odio es fundamental para cultivar relaciones saludables y un bienestar emocional duradero.

El odio puede surgir a raíz de la ira, la confusión o el miedo, por lo que es crucial estar atentos cuando nuestros hijos experimenten estos sentimientos. Debemos ofrecerles nuestra ayuda y evitar que se conviertan en aversión. El perdón juega un papel fundamental para erradicar el odio. Es importante que nuestros hijos puedan desahogarse con alguien de confianza, dejar el pasado atrás y buscar el aprendizaje y la paz interior. Fomentar el perdón y el manejo saludable de las emociones les permitirá cultivar relaciones más armoniosas y una vida emocionalmente equilibrada.

Tips para liberarte del odio: Si te das cuenta de que estás experimentando odio hacia algo o alguien, tómate un momento para relajarte, respirar profundamente y despejar tu mente. Intenta abordar el conflicto y poner todo tu esfuerzo en resolverlo de manera constructiva. Si no es posible llegar a una solución, considera llevar a cabo el proceso de absolución, que encontrarás en la semilla del perdón. Si a pesar de ello no logras superar el odio, lo mejor es buscar la ayuda de un profesional que te guíe y apoye en el proceso de gestionarlo. Recordemos que liberarnos del odio es esencial para mantener nuestra paz interior y cultivar relaciones saludables con nosotros mismos y los demás.

Beneficio de esta semilla: Si tu hijo aprende a procesar el odio, disfrutará de muchas ventajas. Su corazón estará libre de antipatía, rencor y resentimiento, es decir, no albergará malos sentimientos ni quedará atrapado en la oscuridad emocional sintiendo cosas negativas por personas que probablemente están felices y ni siquiera recuerdan el motivo que generó el conflicto.

Cuando tu descendiente aprenda a gestionar estos

sentimientos, no malgastará su energía en emociones que no le aportan nada positivo, en cambio, la usará para establecer metas y trabajar en alcanzarlas. Tendrá una mentalidad más enfocada y positiva, lo que le permitirá avanzar hacia un bienestar emocional duradero y una vida más plena y satisfactoria.

7 NO AVERGONZAR

Ridiculizar a una persona es muy grave, como se cita en el Talmud: "*Avergonzar a un amigo en público, es equivalente a matarlo*". Por esta razón, como padres, debemos ser extremadamente cuidadosos y evitar abochornar a nuestros hijos en cualquier circunstancia, ya sea en público, en privado o incluso en redes sociales. Reconocemos que la vergüenza es una emoción inherente a la vida, pero podemos enseñar a nuestros hijos resiliencia y confianza para enfrentarla, brindándoles un ejemplo empático y comprensivo

Es esencial que nos abstengamos de burlarnos de nuestros descendientes, ya que los niños pueden asociar cualquier error o desacierto con sentimientos de vergüenza y humillación. Además, percibirán la mofa de sus padres como una falta de amor, lo que puede generar una ruptura emocional difícil de reparar. Por tanto, es imperativo evitar ridiculizarlos en cualquier situación. Incluso si el progenitor se burla de su hijo y después le dice que lo ama, su corazón seguirá lastimado.

Las consecuencias de la mofa pueden ser graves, incluyendo la pérdida de confianza en los padres y sentimientos de inutilidad, lo que puede conducir a la tristeza y, en casos extremos, a la depresión. Además, si los padres ridiculizan a sus hijos, estos pueden adoptar comportamientos similares hacia otros en su entorno cercano, propagando así un ciclo negativo..

En lugar de ridiculizar a nuestros hijos, cuando enfrenten situaciones vergonzosas, podemos brindarles equilibrio y apoyo, elogiando sus habilidades, cualidades y dones. De esta manera, se concentrarán en sus aspectos positivos y aprenderán que los errores son una oportunidad para crecer y mejorar.

Es importante entender que las experiencias vergonzosas son normales y le suceden a todos en la vida. Nuestros hijos deben aprender a manejarlas y superarlas en lugar de evadirlas. Si notamos que nuestros hijos están teniendo dificultades para enfrentar situaciones vergonzosas, debemos estar atentos y ofrecerles nuestro apoyo y ayuda para superar esos momentos difíciles.

Pon atención al comportamiento de tu descendiente, si te informa que lo están molestando sus compañeros, puede hallarse viviendo un episodio de bullying. Si lo ves deprimido, ansioso, no duerme, con poco apetito u otros indicios inusuales, indaga qué sucede.

Particularmente en la etapa de la adolescencia, es crucial prestar atención a los posibles problemas de ansiedad social, donde los adolescentes pueden preocuparse demasiado por lo que piensan los demás y ceder ante la presión del grupo. Debemos estar presentes y comprender sus desafíos emocionales para ofrecerles el apoyo adecuado.

En caso de que nuestros hijos estén experimentando dificultades para superar la vergüenza o enfrentando situaciones problemáticas, es recomendable buscar la ayuda de un profesional cualificado.

Tips para no avergonzar a nuestros retoños: Lo primero es vivir conscientemente, a veces los abochornamos sin percatarnos de ello. Ten en cuenta lo que te mencionaré a continuación: Evita discutir en público, no es necesario, hazlo a solas; usualmente a los hijos no les gusta que los mimes si hay amigos y es casi una ofensa cuando son adolescentes, puedes expresarle tu amor en la intimidad; evita hablar con otros de las calificaciones de tu heredero, si estas son bajas, ya que esto lo avergonzará demasiado, más aún si te refieres a él con malos términos, si son buenas, y lo hablas con otras personas, quizá se le infle el ego; no hagas comentarios burlescos de tu descendiente, recordando cosas del pasado frente a otras personas; cuando esté con sus amigos, no interfieras queriéndote hacer uno más del grupo, a ninguno de ellos le agradará, mucho menos si es adolescente, una cosa es una conversación de padre o madre con los amigos de su hijo y otra es querer hacer parte del grupo sin ser aceptado; evita dar concejos obvios; respeta sus gustos en su aspecto físico, vestuario, maquillaje, entre otros; ¿cómo sabes si lo estás avergonzando?, pon cuidado a sus gestos, evalúa tu comportamiento, colócate en sus zapatos, recuerda cuando tú eras adolescente, así irás aprendiendo.

Beneficio de esta semilla: tu retoño se sentirá bien contigo, amado, respetado y por ende respetará a los demás.

8 NO HABLAR MAL

El habla es un don poderoso que poseemos los seres humanos. Por lo tanto, es fundamental enseñar a nuestros hijos el valor de utilizar la palabra de manera positiva y constructiva, como nos lo recuerda El Rabino Arush: "*La lengua puede ser o bien la puerta a la salvación, o la puerta a los problemas. La boca, al igual que el poder atómico, puede iluminar el mundo o destruirlo.*" Esta sabia enseñanza nos motiva a emplear nuestras palabras de forma responsable y benevolente.

Es fundamental generar conciencia acerca del poder del habla en la vida de cada individuo. Nuestros hijos deben aprender a reflexionar antes de hablar y considerar si lo que van a decir puede herir, dañar, ofender, insultar, causar malestar, sembrar discordia, menospreciar o divulgar asuntos personales de otros. Cuando el impacto de nuestras palabras sea perjudicial para alguien, es mejor optar por el silencio. Debemos enseñarles que hablar mal de otros tiene consecuencias graves, ya que lo que emitimos al universo tiende a retornar a nosotros.

Las personas que recurren a la difamación y el chisme generalmente tienen una baja autoestima y proyectan sus inseguridades en los demás. Si notamos alguno de estos comportamientos en nosotros, es fundamental trabajar en mejorar nuestra autoestima y autocuidado emocional.

En cuanto al uso de la palabra en presencia de nuestros hijos, debemos evitar hablar mal de otras personas, ya que ellos aprenderán de nuestro ejemplo. Fomentemos en ellos la importancia de ser amables, empáticos y mantener una actitud positiva hacia los demás.

Es conveniente, enseñar a nuestros retoños las consecuencias del chisme y la difamación (la gente acude a ellos para oír habladurías). Debemos mostrarles que este tipo de comportamiento socava la confianza y genera un ambiente negativo en el cual nadie se siente seguro. Es importante que comprendan que difamar a alguien puede destruir su reputación, sin importar si lo que se dice es falso o verdadero. De igual manera, debemos evitar ventilar asuntos ajenos, ya que eso puede traer graves consecuencias para la persona involucrada.

Tips para evitar hablar mal de otros: enseñemos con ejemplo a nuestros herederos que deben alejarse de las personas, que difaman, lo ideal es ser amable, empático y positivo. Lo que sale de la boca hará que nuestra vida sepa a miel o a hiel, así que evitemos al máximo calumniar. Debemos ser cuidadosos respecto de lo que decimos, es fundamental pensar antes de hablar, tomar como ventaja que el pensamiento es más rápido, que el diálogo, esto nos da tiempo para reflexionar. Si lo que vamos a decir no es positivo, es mejor callarlo, porque aunque seamos testigos de un suceso, aún nos falta saber, que desencadenó el hecho que estamos viendo; no debemos compartir información negativa de otra persona, por ningún medio, podemos destruir su vida. Además, debemos tener en cuenta que escuchar, leer que hablan mal de otros, es tan perjudicial como murmurar mal, porque esto te lleva a eso de nuevo; Si lo haces, puedes cambiar, es algo inherente a la humanidad, pero con fuerza de voluntad y con ayuda Del Creador todo es posible, haciéndolo un día a la vez.

Beneficios de darle buen uso a la palabra: Nuestros hijos construirán relaciones positivas y armoniosas con los demás, llevando amor y empatía al mundo y a su propia vida. Esta actitud positiva les traerá bendiciones y el aprecio del Creador.

9 NO VENGARSE

La venganza es una serie de comportamientos dirigidos a perjudicar a una persona o grupo que se percibe como culpable o responsable de causar daño a otros. En otras palabras, la persona perjudicada decide tomar la justicia por su propia mano.

Sin embargo, estas decisiones impulsivas a menudo convierten a la víctima en un agresor más dañino que aquel que inició el conflicto, como bien lo expresa la escritora estadounidense Richelle Mead: *"Quienes se entregan a la venganza y se toman la justicia por su mano, rara vez saben dónde está el límite"*.

Algunas personas quedan atrapadas en recuerdos dolorosos, reviviendo constantemente el daño y llenándose de malos sentimientos. Esta actitud solo causa más perjuicio a sí mismas.

Es fundamental tener cuidado, ya que los sentimientos de venganza no nacen de la búsqueda de justicia, sino del odio y el resentimiento. En cambio, al elegir confiar en que existe una justicia divina, podemos comprender que las conductas perjudiciales serán sancionadas adecuadamente. Por lo tanto, no es necesario ensuciarnos las manos haciendo daño a otra persona, ya que todo lo que damos regresa a nosotros. Debemos enseñar esto a nuestros hijos para que aprendan a enfrentar las dificultades de una manera más positiva.

Al abordar este tema, es importante comprender que todo lo que nos sucede, incluso los momentos dolorosos, es para nuestro beneficio. Cada experiencia es necesaria para nuestro crecimiento, y las personas que interactúan con nosotros nos preparan para cumplir nuestro propósito de vida.

Estos sucesos ocurren para elevarnos y tomar decisiones más sabias, aprendiendo de las situaciones pasadas y dejándolas atrás. Renacemos con nuevas herramientas para enfrentar las pruebas futuras.

Durante este proceso, el ego puede tener miedo de que la situación se repita, lo que puede llevarnos a desear venganza para hacer sentir al agresor lo mismo que sentimos nosotros y humillarlo. Sin embargo, esta elección solo prolonga el dolor y nos atrapa en un ciclo interminable de sufrimiento. Pero podemos cambiar esto eligiendo el perdón, que es un regalo para nosotros mismos.

Tips para evitar la venganza: No causar daño a otros; Enfocarse en el cumplimiento de metas personales; Dedicar tiempo a actividades que enriquezcan nuestra vida; Recordar que la venganza solo causa más sufrimiento.

Beneficio de esta semilla: al dejar el dolor atrás y aprender de las experiencias pasadas, las situaciones difíciles cambiarán para bien. Nuevas y positivas oportunidades comenzarán a manifestarse en nuestras vidas. Al elegir el perdón y el crecimiento personal, encontraremos una mayor paz y satisfacción en nuestro camino.

10 NO GUARDAR RENCOR

Para abordar este tema, primero es importante comprender qué es el rencor: es una emoción no resuelta, profunda y persistente que desequilibra el cuerpo y la mente. Surge cuando una persona ha experimentado una situación en la que se le causó daño, como una ofensa, engaño, abuso de confianza, mentira o agresión física o verbal, y no ha podido gestionarlo adecuadamente, reprimiéndolo y guardándolo dentro de sí.

Si deseamos identificar si el rencor está presente en nosotros, podemos reflexionar sobre si tenemos pensamientos de venganza hacia quienes nos dañaron. Es esencial recordar que: *"Guardar rencor es como agarrar un carbón ardiendo y resistirse a no soltarlo. El único que se quema eres tú"*. (Anónimo).

Es normal que el rencor se presente en la naturaleza humana en distintas intensidades, pero lo esencial es cómo lo gestionemos para que no prevalezca durante mucho tiempo y no interfiera en nuestra vida diaria. Esta emoción tiene un efecto negativo sobre quien la siente y puede perdurar durante largos periodos, causando aún más daño.

Como padres, es fundamental que comprendamos y enseñemos a nuestros hijos que cuando alguien nos causa un perjuicio, es normal sentir malos sentimientos hacia esa persona. A veces, incluso al comenzar el proceso de perdón, es posible que el dolor y el rencor persistan, pero debemos seguir trabajando para liberarnos de estas emociones. Sabremos que hemos alcanzado un verdadero perdón cuando podamos encontrarnos con esa persona sin sentir nada negativo hacia ella, como si el hecho en cuestión nunca hubiera ocurrido. Si no podemos gestionarlo solos, es recomendable buscar ayuda de alguien en quien confiemos o de un profesional.

El rencor impide la restauración de una relación, pero eso no significa que debamos buscar un vínculo con la persona que nos causó daño. Más bien, se trata de sanar las heridas emocionales. Perdonar es esencial para liberarnos de esas malas emociones que nos dañan por dentro y buscar el aprendizaje en la experiencia. Es importante recordar que todos los seres humanos cometemos errores, incluyéndonos a nosotros mismos.

Las experiencias difíciles que vivimos son oportunidades para convertir lo negativo en algo positivo y desarrollar nuestro potencial. Una vez que aprendemos esto, podemos mirar con compasión a los demás, ya que todos estamos lidiando con desafíos, algunos de los cuales pueden ser invisibles para los demás.

Enseñar a nuestros hijos a perdonar es esencial, y esto comienza con nuestro propio ejemplo. Al hacerlo, evitamos que acumulen malos sentimientos y resentimientos que solo les causarán sufrimiento. El rencor es una emoción de enojo persistente que daña cuerpo y mente, y si no se gestiona, puede entrar en un círculo vicioso. Compartir este conocimiento con nuestros hijos les permitirá tener una mejor vida en todos los aspectos.

Tips para liberarse del rencor: Para superar el resentimiento, es útil identificar tus emociones durante momentos difíciles:

- Enojo momentáneo

-Deseos de venganza

- ¿Cuál es la causa de este sentimiento de venganza?

-¿Qué sensación te genera?

- ¿Cómo te sientes?

Realiza una lista donde anotes lo que ganas y pierdes al aferrarte al rencor. Imagina cómo sería tu vida si pudieras liberarte de estos sentimientos. Una vez identifiques estas emociones, permítete desahogarte. Puedes hacerlo hablando con la persona que te genera esos sentimientos, compartiéndolos con alguien de confianza o simplemente expresándolos en soledad, ya sea en una conversación o en una carta que nunca envíes. Si te resulta difícil lograrlo de estas maneras, no dudes en buscar la ayuda de un profesional que te guíe en este proceso. Recuerda que soltar el rencor puede traer una sensación de alivio y paz interior que te permitirá vivir una vida más plena y feliz.

Acepta que lo ocurrido ya no puedes cambiarlo y comprende que todos los seres humanos cometen errores. Deja atrás cualquier sentimiento de odio que puedas tener y comprende que esto no te beneficia ni te permite encontrar la paz interior. Reflexiona sobre qué lecciones puedes extraer de esta experiencia para enriquecer tu vida; deja el pasado donde pertenece y enfoca tu atención en el presente. Dedica tiempo a realizar actividades que te apasionen y te hagan feliz, con la mirada puesta en un futuro mejor. Recuerda siempre el consejo del psicólogo español Adrián Triglia: *"No es posible remontar el vuelo si estamos anclados al suelo presos del resentimiento"*.

Ventajas de aprender a gestionar el rencor: Nuestros hijos aprenderán a no permitir que el odio se arraigue en su corazón y no mantendrán ese sufrimiento más tiempo del necesario. Entenderán que las experiencias difíciles tienen un propósito y se mantendrán serenos en momentos difíciles, sin dejarse llevar por malas emociones. Al aprender a perdonar, desarrollarán una actitud más compasiva hacia los demás y utilizarán sus experiencias para crecer y mejorar como seres humanos. Al liberarse del rencor, disfrutarán de una vida más plena y armoniosa.

11 ENTABLAR UNA RELACIÓN CON ÉL CREADOR

Es esencial que enseñes a tus hijos sobre la existencia del Todopoderoso y que comprendan que Él puede intervenir en nuestras vidas si lo hacemos parte de ellas y lo involucramos, siguiendo sus mandamientos. Como padre o madre, es fundamental que aprendas estos preceptos para poder enseñar con el ejemplo. Si no los conoces tú mismo, ¿cómo pretendes que tus hijos los conozcan?

Hoy es un buen momento para instruirte, ya que aquellos que siguen estos principios agradan al Creador y traerán beneficios tanto para ellos como para su familia. Te aseguro que el esfuerzo que pongas será proporcional a las bendiciones que recibirás. ¡Vale la pena!

Todos debemos superar desafíos en la vida, algunos más difíciles que otros. Siempre estamos capacitados para sobrepasarlos, y ello depende de la fe que tengamos en el Creador y en nosotros mismos. Al enfrentar las pruebas, se afianza nuestro carácter, fe y valía.

Como bien decía la Madre Teresa de Calcuta: *"nuestros sufrimientos son caricias bondadosas de Dios, llamándonos para que nos volvamos a Él, y que reconozcamos que no controlamos lo que sucede en nuestras vidas, (solo tomamos decisiones) sino que es Dios quien tiene el mando, y podemos confiar en Él".*

Independientemente de lo que esté ocurriendo, debemos tener la seguridad de que todo es para nuestro beneficio. Afrontar una prueba difícil solo es muy distinto de hacerlo de la mano del Todopoderoso, lo cual será vigorizante y marcará una gran diferencia en nuestra actitud durante el proceso.

Aprende a interpretar la voluntad del Amo del Universo y ten presente las siguientes premisas: Él quiere darnos todo lo que necesitamos, siente nuestra pena si algo nos falta y se alegra cuando recibimos lo necesario. Por esta razón, en nuestras oraciones, es conveniente pedir que se haga Su Voluntad, pues sus planes son siempre los mejores.

Cuando deseamos algo y, a pesar de nuestros esfuerzos, no sucede y se complica, insistir en ello puede ser un error. Esta situación puede ser una señal de que no es el camino adecuado y persistir solo nos causará más dolor. En esos momentos, debemos analizar nuestra situación con detenimiento y considerar otras opciones más convenientes.

Aunque tenemos libre albedrío para tomar decisiones, el Creador va acomodando el camino para que podamos florecer. Siempre nos coloca en las condiciones ideales para nuestro crecimiento y desarrollo. Ten en cuenta que todo está bajo Su supervisión.

Una vez que comprendamos esto, es importante transmitirlo a nuestros descendientes, compartiendo ejemplos de momentos en nuestras vidas y las de ellos donde esta regla se ha cumplido. De esta manera, no perderán tiempo en asuntos que no les convienen.

Después de aclarar lo anterior, abordemos el tema que nos ocupa: para tener un buen vínculo con alguien, lo primero es relacionarnos. Así como dedicamos tiempo a estar con la persona que nos gusta y compartimos momentos con ella, debemos hacer lo mismo con el Creador. Estudiar el Pentateuco (los cinco primeros libros de la Biblia) nos permitirá conocerlo mejor, y la oración es el dúo ideal para lograr este objetivo. Es recomendable orar a diario, hablarle con sinceridad y confianza. Al principio puede sentirse extraño, pero si le ponemos empeño, la conexión comenzará a fluir.

Quizás en algún momento de nuestras vidas, deseamos conocer a alguien a quien entregarle nuestro corazón y que cuide de nosotros. En esta relación con el Creador, no hay intereses ocultos ni engaños; aquí todo es verdad. Él conoce lo que hay en cada corazón, y será una relación absolutamente transparente. ¡Es la relación perfecta!

Un gran maestro me enseñó una forma de hacer plegaria que compartiré contigo a continuación: inicia dando gracias por lo que has tenido y tienes; luego reflexiona sobre cómo puedes ser una mejor persona y qué errores estás cometiendo. Supongamos que hay aspectos complicados de modificar; en esos casos, pide ayuda al Creador. Luego, cuéntale todo lo que te ocurre, lo que va bien y lo que no tanto; entrégale el día y solicita que te acompañe y que se haga Su Voluntad en tu vida. Pide ayuda con aquello que necesitas. Recuerda que si algo no sale como esperabas, siempre sucede lo que más te conviene, aunque no lo parezca en el momento. Termina la plegaria dando gracias por lo que vendrá en tu vida. Una vez que aprendamos esto, debemos enseñarlo a nuestros hijos, orando con ellos en voz alta.

Hoy además te compartiré otros cuatro secretos que utilizaban los patriarcas:

El primero lo usaba Jacob, quien oraba acompañado por su familia en unidad, como si todos fueran uno. Puedes imitarlo para que tus hijos aprendan a orar y a tener fe en el Creador.

El segundo lo empleaba Moisés cuando oraba, jamás le pedía favores debido a sus buenas obras, sino que siempre apelaba a la infinita Misericordia del Creador. También puedes seguir este ejemplo.

En el tercero, podemos aprender de Moisés que hacía plegaria a diario durante mucho tiempo, solicitando al Eterno que le permitiera entrar a la Tierra Prometida. Hasta que un día, el Todopoderoso le dijo que ya no le hiciera más esta petición. Moisés obedeció y entendió que la sabiduría del Creador es infinita, comprendiendo que no era conveniente para él entrar en la Tierra prometida. Esto nos enseña que debemos ser insistentes con nuestros pedidos, pero si nos dicen que no, es porque lo que estamos solicitando no nos hará bien a nosotros y/o a otros, ya que nos ama demasiado como para permitirlo.

El cuarto fue usado por el Rey David, quien usaba la gratitud y la alabanza, llaves que abren la puerta de la Misericordia divina y que son agradables al Creador. De esta manera, le manifestaba su agradecimiento por toda la bondad y clemencia que recibía. Si no sabes cómo hacerlo, puedes inspirarte en los Salmos, donde encontrarás alabanzas adecuadas. Te recomiendo recitar estos diez Salmos en este orden: 16; 32; 41; 42; 59; 77; 90; 105; 137; 150. Son el Remedio General, es una rectificación maravillosa y asombrosa, mi vida dio un giro positivo, desde que los empecé a recitar a diario.

Tips para cultivar la semilla de tener una bonita relación con El Amo del Universo: Para establecer un auténtico vínculo, es importante construirlo día a día, y una manera de hacerlo es mediante la lectura del Pentateuco. También, a través de la oración, encontrarás una conexión profunda que te aseguro será una de las mejores relaciones que experimentarás en tu vida.

En este contexto, te recomiendo especialmente leer el Cantar de los Cantares, una obra que transmite la santidad de santidades. En este texto, se narra el amor inmenso que nuestro Creador siente por nosotros y el éxtasis que podemos experimentar al unirnos a Él en un idilio espiritual. En este relato, el Rey, por supuesto, es el Eterno, y la mujer representa a aquellos que desean construir un vínculo significativo con Él.

Es esencial entender que esta lectura va más allá de una interpretación erótica de la relación entre un hombre y una mujer. Se trata de comprender el profundo amor que el Creador siente por nosotros, y cómo podemos aprender de la figura de la dama para nutrir nuestro propio amor y devoción hacia Él. Al sumergirte en esta lectura, descubrirás el camino hacia una relación espiritual enriquecedora con el Amo del Universo.

Beneficio de esta semilla: tus hijos siempre sabrán que hay una fuerza poderosa que los respalda, a la que pueden acudir en cualquier momento, pero deben esmerarse por cultivar una bonita relación a diario.

12 BENDECIR A NUESTROS HIJOS

Como bien sabes, las bendiciones provienen del Creador, y como padres, tenemos la oportunidad de pedir al Eterno que bendiga a nuestros hijos. Existen varias maneras de hacerlo, pero quiero compartir contigo una poderosa bendición transmitida por el Creador a Aarón para bendecir a sus descendientes, que puedes encontrar en Números 6:24-26.

Una manera solemne de realizar la bendición es colocando las manos sobre la cabeza de los hijos y comenzarla de la siguiente manera:

Para un hijo:

Que Él Creador te haga como Efraín y Menashe.

Para una hija:

Que Él Creador te haga como Sara, Rebeca, Raquel y Lea.

Luego continuas con la bendición propia:

Que Él Creador te bendiga y te proteja

Que Él Creador haga resplandecer su Rostro y otorgue sus favores

Que Él Creador alce su rostro sobre ti y te conceda la paz.

Ahora, hablemos acerca de las personas mencionadas en la bendición y sus atributos. Efraín y Menashe, hijos de Yosef y nietos de Yaakov, el patriarca, fueron conocidos por su comportamiento ético y recto, viviendo en armonía y paz, sin rivalidades y enfocados en el bienestar de su comunidad.

Por otro lado, las matriarcas Sara, Rebeca, Raquel y Lea, también fueron destacadas por sus cualidades notables: generosidad, liderazgo e inspiración, animando a otros a alcanzar su mejor versión tanto individual como grupalmente.

La bendición propia consta de tres secciones:

En la primera parte, pedimos al Creador que bendiga a nuestros hijos con abundancia de bienes materiales, para que puedan vivir con dignidad y servir al mundo, ayudando a los necesitados. También solicitamos su protección, para que estén resguardados tanto física como materialmente.

En la segunda parte, buscamos que el Creador ilumine el camino de nuestros hijos, permitiéndoles encontrar sus propios caminos y cumplir con los mandatos divinos, lo que les proporcionará la ayuda del Creador en su vida.

En la tercera parte de la bendición, pedimos al Todopoderoso que permita que nuestros hijos sean íntegros en el cumplimiento de los preceptos, que actúen con cuerpo y alma, lo que traerá paz a sus corazones.

Cuando bendecimos a nuestros hijos, les transmitimos el mensaje de que son capaces de lograr lo que se propongan mediante la oración, esfuerzo, fe, constancia, disciplina y fuerza de voluntad.

Ventajas de bendecir a nuestros hijos: al enseñarles con el ejemplo, transmitimos la consagración de generación en generación, permitiendo que nuestra familia disfrute de una vida plena. No hay nada mejor que ser bendecido por Él Creador del Universo.

13 RESPETO POR LA VIDA HUMANA

En estos tiempos, las personas se enfrentan a numerosas ocupaciones y distracciones. Sin embargo, eso no debe impedirnos centrarnos en lo verdaderamente importante, como dedicar tiempo a ser buenos padres. Para lograrlo, es crucial instruirnos, buscar información de fuentes confiables y aprender de las experiencias de otros para avanzar más rápidamente en nuestro camino como progenitores.

Como padres, es nuestra responsabilidad guiar de la mejor manera posible a nuestros herederos. Desafortunadamente, en la actualidad, son pocos los que les enseñan a sus hijos valores fundamentales, como el respeto por la vida de los demás. Aunque pueda parecer impensable que nuestros descendientes puedan cometer actos tan inhumanos, las cifras de homicidios, abortos y suicidios son alarmantes a nivel mundial, lo cual nos obliga a tomar medidas correctivas.

Enseñar a nuestros hijos el valor sagrado de la vida es esencial. Como dijo el papa Juan Pablo II, *"El respeto a la vida es fundamento de cualquier otro derecho, incluidos los de la libertad"*.

Debemos hacerles comprender que, aunque enfrentemos situaciones difíciles y personas que nos generen sentimientos negativos, nunca debemos recurrir a la violencia o acabar con la vida de alguien.

Es esencial transmitir a nuestros descendientes que existen límites en la forma en que se puede manejar el conflicto y que buscar venganza solo conduce a consecuencias devastadoras para su futuro. Un asesino es aquel que deliberadamente arrebata la vida de otro ser humano, ya sea en el vientre materno, a una persona enferma o a sí mismo a través del suicidio. Debemos inculcarles la importancia de evitar cometer estos actos, ya que las consecuencias son trágicas en todos los niveles.

Hablar abiertamente con nuestros hijos sobre temas como el suicidio, que ocurre con frecuencia en la sociedad actual, es fundamental. Debemos fortalecer su fe y confianza en sí mismos, cuando sientan que se les acaban las fuerzas pueden orar pidiéndole Al Creador, Él los fortalecerá, para que puedan enfrentar los retos con valentía y superarlos con éxito.

Además, es importante abordar el tema del aborto y enseñarles que cada vida es valiosa. Debemos explicarles que ser madre es un regalo lleno de amor y sacrificio, y que el aborto puede tener consecuencias devastadoras para la mujer y la sociedad en general.

Es esencial que nuestras hijas sepan que las mujeres, que son madres, experimentan momentos de mucha dicha con sus herederos, porque pueden vivenciar el verdadero amor, el que lo da todo, sin esperar nada. Se sacrifican de muchas maneras, por el bienestar de este nuevo ser que apenas conocen, suben montañas que quizá en otras circunstancias no lograrían, porque los sucesores las inspiran y les dan fuerzas para alcanzar objetivos. Por el contrario, la mayoría de las mujeres que abortan quedan con un trauma grande que las limita a futuro y en múltiples ocasiones con problemas de salud. Sé contundente en la lección del respeto por la vida, no vaya a ser que por no hacerlo tu hijo o hija, mate a tu nieto y tu legado se pierda para siempre, además tendrás responsabilidad en este hecho, ya que no cumpliste con instrucción que debiste darle.

Algunos jóvenes pueden verse influenciados negativamente por la violencia que observan en los medios y en la sociedad. Por lo tanto, es importante reflexionar con nuestros hijos sobre el verdadero valor que tiene la vida y cómo respetarla en todas sus formas.

La vida es un regalo sagrado, y tú estás aquí gracias al respeto y cuidado que tus ancestros han tenido por la vida de su familia. Ahora, es tu responsabilidad honrar esa herencia al cuidar y valorar la vida de las generaciones futuras. Respetar la vida de tus sucesores es una muestra mínima de gratitud que puedes ofrecer. ¡Hazlo con amor y compromiso!

Ventajas de esta semilla: nuestros descendientes aprenderán a respetar la vida propia y la de los demás. Así, evitarán enfrentar las terribles consecuencias de no hacerlo, y el legado de nuestra familia perdurará en las futuras generaciones. Como padres, tenemos el poder de dar forma a un mundo mejor a través de nuestras enseñanzas y el ejemplo que damos a nuestros hijos.

14 ENSEÑAR A NUESTROS HIJOS A CUIDAR Y RESPETAR SU CUERPO

Debemos enseñar a nuestros hijos que su cuerpo es muy valioso, tratarlo con amor y respeto, ya que es el vehículo con el cual transitan durante su vida. Enseñarles hábitos de cuidado, alimentación saludable, ejercicio y buena higiene personal es primordial para garantizar su bienestar. Debemos ser los guías de nuestros hijos, instruyéndolos sobre el correcto uso y protección de su cuerpo.

Lamentablemente, las cifras muestran una dura realidad: niños y niñas en todo el mundo son víctimas de abuso sexual, y lo más alarmante es que los agresores suelen ser personas cercanas, incluso miembros de la propia familia. La violencia sexual deja heridas y secuelas en la memoria de las víctimas, afectando no solo su cuerpo, sino también su salud mental.

Según UNICEF: *"este inconveniente, es tan grande que afecta a una de cada tres personas en el mundo, por eso se ha considerado un problema de salud pública, es decir, tiene que haber una respuesta conjunta de muchas instituciones del Estado, la sociedad y las familias.*

La violencia sexual es un evento traumático, es decir, que deja una herida y una huella en la memoria de la víctima. Como problema de salubridad, no solamente afecta al cuerpo del perjudicado, sino también a su salud mental." Extraido del documento: Cómo prevenir el Abuso Sexual contra nuestros hijos e hijas, Guía para padres y madres.[1]

Como padres, tenemos la responsabilidad de proteger a nuestros hijos del abuso sexual y es esencial informarnos y proporcionarles las herramientas necesarias para que sepan cómo actuar. Ignorar estos temas solo beneficia a los agresores. Debemos tener conversaciones claras con nuestros hijos sobre la importancia de proteger sus partes íntimas y que nadie debe tocarlas sin su consentimiento. Recuerda, que no hablar de estos temas, protege a los agresores.

Es conveniente dejarle bien claro a nuestros hijos que nadie debe tocar sus partes íntimas, los pechos, la vagina y las nalgas en las niñas; el pene, los testículos y el trasero en los niños (lo mejor que podemos hacer es llamarles a estas partes del cuerpo por su nombre, en caso de que tengan que pedir ayuda a nosotros o a otra persona, quede claro de que se trata). Tu hijo debe saber que si algún adulto o chico, toca sus partes íntimas o le pide que se las toque, (es esencial enseñar cuáles caricias son apropiadas, son niños, no lo saben).

Deben tener conocimiento de cuál es un comportamiento inapropiado, identificarlo plenamente, así puede distinguir entre lo que está bien y lo que no. En caso de que suceda, nuestro hijo debe avisar a un adulto, sin miedo del agresor, puede pedir ayuda y obtenerla.

Los abusadores suelen manipular a los niños diciéndoles que deben mantener en secreto estas situaciones. Debemos advertir a nuestros hijos sobre esta estrategia y asegurarnos de

---

[1] Fuente:

https://www.unicef.org/nicaragua/informes/c%C3%B3mo-prevenir-el-abuso-sexual-contra-nuestros-hijos-e-hijas que sepan que nunca deben guardar secretos de esta naturaleza. En caso de abuso, deben buscar ayuda inmediatamente.

A continuación les compartiré una guía que sirve de referencia para quienes están en contacto con infantes y jóvenes menores de edad, para estar alerta en caso de que se presenten e indagar si hay abuso, estas son algunas de las acciones descritas por NICE (NICE, por sus siglas en inglés): El Instituto Nacional para la Excelencia en el Cuidado y la Salud del Reino Unido), Extraido del documento: Cómo prevenir el Abuso Sexual contra nuestros hijos e hijas Guía para padres y madres. [2] Son las siguientes:

"Incontinencia y expulsión involuntaria de heces

Rechazar consuelo o manifestaciones de apoyo por parte de la persona adecuada cuando el niño está angustiado o perturbado

Agresividad y comportamiento oposicionista

Necesidad de estar al lado de ciertos adultos persistentemente

Pesadillas recurrentes con respecto al mismo tema

Mecerse habitualmente

Excesiva cordialidad con extraños

Retraimiento

Comportamiento particularmente bueno para evitar la desaprobación de padres y personas responsables por el menor

---

[2] Fuente:
https://www.unicef.org/nicaragua/media/3956/file/C%C3%B3mo %20prevenir%20el%20Abuso%20Sexual%20contra%20nuestros%20 hijos%20e%20hijas.pdf

Falta de comunicación, de interés y de cooperación

Intentos frecuentes por llamar la atención

Contacto físico indiscriminado y búsqueda de afecto

Baja autoestima e inseguridad

Ataques de ira ante incidentes menores

Aflicción extrema"

Es primordial abordar estos temas aunque sean incómodos, ya que de esta manera se puede prevenir el abuso o evitar que empeore. Debemos proporcionar a nuestros hijos el conocimiento y las habilidades necesarias para que confíen en nosotros y nos comuniquen cualquier problema de esta índole.

Es esencial que nuestros hijos sepan que siempre les creeremos y que pueden contar con nosotros para protegerlos en cualquier momento. Debemos crear un ambiente de confianza para que se sientan seguros de acudir a nosotros si necesitan ayuda. Si el problema ocurre en casa, pueden hablar con mamá o papá; si es en la escuela, pueden recurrir a un maestro, al director o a la enfermera.

Ventaja de esta semilla: Al brindarles este conocimiento, aumentamos las posibilidades de prevenir el abuso sexual. Debemos ser conscientes de que esta realidad ocurre a diario y está presente en todos los lugares. Evitar el maltrato es evitar traumas que pueden durar toda la vida. Nuestro compromiso como padres es proteger a nuestros hijos y guiarlos hacia una vida segura y saludable.

15 NO ROBAR

Es fundamental que como padres, tomemos la responsabilidad de enseñar a nuestros hijos el valor de la honestidad y el respeto a la propiedad ajena. Transmitirles esta enseñanza mediante el ejemplo es clave, ya que los niños aprenden principalmente observando el comportamiento de los adultos que los rodean.

Los grandes sabios de la historia siempre han advertido sobre las consecuencias del robo y la apropiación indebida. El refrán "lo que se roba se pierde en una cantidad mucho mayor" nos hace reflexionar sobre el hecho de que el beneficio temporal obtenido por tomar algo que no nos pertenece se desvanece rápidamente en comparación con las pérdidas a largo plazo que se derivan de tales acciones. En última instancia, el acto de robar no solo afecta a la víctima, sino también al propio ladrón, erosionando su integridad y autorrespeto.

Es importante que nuestros hijos comprendan que el robo no solo carece de valor desde el punto de vista ético y moral, sino que también puede tener graves consecuencias legales y sociales.

Los lazos de confianza con los demás se debilitan y las relaciones se ven dañadas cuando alguien comete un acto de robo.

Al enseñarles a nuestros hijos a respetar la propiedad ajena y a valorar lo que es justo y correcto, les estamos brindando una base sólida para su desarrollo personal y social. Además, les proporcionamos herramientas para construir relaciones interpersonales sólidas y duraderas, basadas en la confianza y el respeto mutuo.

Si nuestro hijo llega a casa con algo que no es suyo, es importante explicarle claramente que no está bien tomar cosas ajenas, ni siquiera objetos pequeños como un lápiz o un borrador en la escuela, o un dulce en el supermercado. Si comete este error, debemos asegurarnos de que devuelva el objeto lo antes posible para que entienda que esa conducta no es aceptable y evite repetirla. Si no corregimos esta actitud desde temprana edad, podríamos estar sentando las bases para una vida llena de sufrimiento y problemas tanto para él como para los demás.

La tentación de robar se presenta a diario, pero debemos inculcarles la idea de que el Creador nos proveerá lo que necesitamos de manera lícita, y que lo que tenemos en el momento presente es suficiente para nosotros. Sin embargo, en caso de cometer el robo, existe la posibilidad de enmendar el error pagando o devolviendo lo que se tomó indebidamente.

Es importante también explicarles las diferentes formas de robo que existen, como lo menciona Rav. Eliahu Kitov, como el engaño, el fraude a clientes, el rapto, el ser cómplice del saqueo, robar a otro ladrón, no poder restituir lo robado y apropiarse de algo con la intención de devolverlo. Nuestros hijos deben comprender que todas estas acciones son igualmente incorrectas y deben evitarse.

Enseñemos a nuestros hijos a no asociarse con ladrones y a rechazar cualquier trato que involucre actividades ilegales. Al cultivar esta conciencia en ellos, podrán tomar decisiones más acertadas y evitar momentos indeseables en sus vidas. Fortalecerán su fe y confiarán en que, al actuar de manera correcta y honesta, el Creador les proveerá todo lo que necesitan.

Ventaja de esta semilla: En definitiva, es esencial guiar a nuestros hijos por el camino correcto y enseñarles a reconocer el bien y el mal, para que puedan resistir las tentaciones y transitar por la vida con integridad. Además, fortalecerán su fe, ya que siempre tendrán confianza en que Él Creador los proveerá de cuanto necesitan, si ellos hacen lo correcto para ganarse el sustento con actividades lícitas. Al hacerlo, estaremos preparándolos para enfrentar los desafíos que les depare el futuro y les ayudaremos a evitar situaciones de sufrimiento y remordimiento. El esfuerzo que pongamos en inculcar estos valores será gratamente recompensado, ya que les brindará una vida más plena y satisfactoria.

16 ESTUDIAR EL PENTATEUCO

Hace más de 3.300 años, tuvo lugar un suceso de gran trascendencia para la humanidad, un momento único desde la creación de Adam. El Creador esperaba ansiosamente transmitir sus mandamientos, que existían incluso antes de la formación del Universo. Esto ocurrió en el Monte Sinaí, donde se encontraba reunido el pueblo hebreo, aproximadamente tres millones de personas, incluyendo hombres, mujeres y las almas aún no nacidas de sus descendientes y de todos aquellos conversos sinceros que aceptarían los preceptos en generaciones futuras.

Cuando el Creador descendió sobre el Monte Sinaí, entre una espesa nube y un estallido de fuego, con rayos y centellas, el pueblo tembló de miedo. Su voz resonó con fuerza proclamando: "Yo soy vuestro Dios", y pronunció todos los mandamientos simultáneamente, entregándolos al pueblo elegido.

Es importante destacar que la revelación no fue exclusiva para Moisés, como se menciona en el libro de Deuteronomio.

Dios habló al pueblo en su conjunto, sin ninguna intermediación específica, dejando claro que Él se manifestó a toda la nación.

El Creador entregó los Diez Mandamientos, que constituyen el núcleo de una revelación más amplia, la cual fue comunicada posteriormente a Moisés y se encuentra registrada en el Pentateuco. Este conjunto de libros proporciona una guía completa de comportamientos adecuados e inadecuados, junto con sus consecuencias.

Es crucial estudiar los cinco primeros libros de la Biblia y enseñar a nuestros hijos a hacerlo, ya que esta es la forma perfecta de conocer al Creador y entender la realidad que Él ha creado para nosotros. La sabiduría contenida en el Pentateuco es atemporal y se aplica a cualquier época y a todas las personas.

El estudio del Pentateuco Pentateuco, está disponible, no importa el nivel intelectual que tengas, si tienes el deseo de aprender tu mente se abrirá a ello. Fortalece la mente, agudiza la capacidad analítica y tiene beneficios que trascienden el estudio mismo, mejorando todas las áreas de nuestra vida.

Este libro tiene un poder transformador único, ya que la información penetra en lo más profundo de nuestro ser y se adhiere a nuestra alma. Cada vez que lo leemos, descubrimos nuevos aprendizajes, ya que es un libro vivo, y las enseñanzas que extraemos se relacionan con nuestras experiencias en ese momento. Es una fuente infinita de sabiduría y su autoría divina es indiscutible.

Al estudiar los cinco primeros libros de la Biblia, podemos ver cómo el Creador se expresa a través del mundo que creó. Cada relato muestra diferentes comportamientos humanos y las consecuencias que resultan de ellos, lo que nos permite tomar decisiones más acertadas y alcanzar nuestras metas.

Actuar de acuerdo con estas enseñanzas nos brinda bienestar y nos convierte en ejemplos para los demás. Como lo expreso Abraham Lincoln: *"Este gran libro... es el mejor regalo que Dios ha dado a los hombres. Si no fuera por el no podríamos distinguir el bien del mal."*

El objetivo principal de este estudio es encontrar al Creador y seguir sus preceptos. Al hacerlo, experimentamos su presencia y nunca nos sentimos solos. La Misericordia Divina se manifiesta en nuestras vidas, y al transmitir estas enseñanzas a nuestros hijos, aseguramos que también ellos sigan el buen camino.

Estudiar el Pentateuco requiere precisión en la lectura para comprender su mensaje. Es importante utilizar una traducción exacta del original y evitar preconceptos. Es útil elaborar un plan de estudio y cumplirlo para que la sabiduría permeé en nosotros y en nuestras familias.

Podemos concluir lo siguiente, si tenemos en cuenta al Creador, para todo, como nuestro padre, mejor amigo y entendemos que es el Todopoderoso, podemos contar con Él en cada situación.

Interpretar y analizar cada porción con cuidado, consultar comentarios de sabios y cuestionar para comprender plenamente el mensaje. Estudiar semanalmente y aprender con nuestros hijos, fomentando el debate y el aprendizaje conjunto.

Un buen método de estudio es: interpretar lo que acabas de leer, indagando cuál es el mensaje. Releer y constatar si la explicación que le das coincide con lo que está escrito. Es un libro complejo y hay respuestas que no serán contestadas de inmediato, anótalas, sigue indagando acerca de ellas, consúltalas en fuentes fidedignas. Sabrás que la respuesta es correcta cuando es coherente, si lees de nuevo el texto y todo cobra sentido

Ventajas de esta semilla: iluminar a nuestros hijos con la sabiduría divina, lo que repercutirá positivamente en su vida. A través de esta sabiduría, aprenderán a tomar decisiones adecuadas y evitarán sufrimientos innecesarios. Al aplicar estas enseñanzas, se convertirán en personas ejemplares y encontrarán un camino de bienestar y felicidad. Transmitir el conocimiento del Creador a nuestros hijos asegurará un futuro más armonioso y lleno de valores.

17 HONRAR A LOS PADRES

Los padres son los primeros y más leales mentores de cada persona. Es esencial que les enseñemos a nuestros hijos a honrarnos, y lo haremos mejor mediante el ejemplo. Dignificar a nuestros progenitores implica contribuir en la medida de nuestras posibilidades, ya sea con alimentos, vestuario, refugio, cuidados y tiempo. El apoyo a nuestros padres es una forma de agradecer lo que han hecho por nosotros a lo largo del tiempo.

Enseñar a nuestros hijos el respeto hacia los demás los hará amar más a sus padres, y esta actitud les garantizará una vida plena, como lo promete el Creador en Éxodo 20:12 "*Honra a tu padre y a tu madre, para que tus días sean largos sobre la tierra que Dios, tu Señor, te da*".

Los padres tenemos la responsabilidad de guiar a nuestros hijos, enseñándoles sobre el bien y el mal y corrigiéndolos cuando sea necesario. Somos sus mentores activos, y su futuro depende en gran medida de nuestra influencia positiva.

Es igualmente importante respetar a nuestros hijos y evitar cualquier forma de abuso o maltrato, como gritarles o avergonzarlos. Si hemos experimentado maltrato en nuestra propia infancia, es esencial perdonar y romper esa cadena de abuso, buscando la ayuda necesaria para superar esos patrones.

No avergonzar a nuestros hijos es primordial, ya que esto puede afectar su autoestima. En lugar de eso, debemos ayudarlos a alcanzar sus metas, brindando apoyo y comprensión en caso de que enfrenten fracasos.

Comparar a nuestros hijos entre sí puede ser perjudicial, ya que cada uno tiene sus propias habilidades y talentos únicos. Debemos conocer a cada hijo individualmente, enfocándonos en sus virtudes y ayudándolos a superar sus desafíos personales.

Es importante no exigir un exceso de honra por parte de nuestros hijos, ya que esto podría ponerlos en una situación difícil y llevarlos a incumplir el precepto. Debemos encontrar un equilibrio y permitir que expresen sus sentimientos de manera natural.

Los hijos cometerán errores, como cualquier ser humano. En algunas ocasiones, será necesario pasar por alto ciertas faltas y perdonar. El perdón es un acto poderoso que trae armonía y misericordia en las relaciones familiares.

Para honrar a los padres, podemos transmitirles esta enseñanza a nuestros hijos respetando a nuestros propios padres (sus abuelos). Compartir tiempo y actividades con ellos, escucharlos y expresarles nuestro agradecimiento. Debemos ser honestos con nuestros hijos y practicar la comunicación asertiva para establecer relaciones de confianza.

Crear un ambiente respetuoso en el hogar, donde las opiniones de todos sean valoradas, y establecer normas claras para que nuestros hijos sepan qué se espera de ellos. Además, debemos enseñarles el valor de las palabras mágicas como "por favor", "gracias" y "perdón".

Fomentar la comunicación asertiva en nuestros hijos les permitirá expresar sus sentimientos de manera respetuosa, lo cual es fundamental para desarrollar relaciones saludables. También es beneficioso permitir que enfrenten la frustración y aprendan a lidiar con las negativas, lo cual los ayudará a desarrollar habilidades para superar obstáculos en la vida.

Beneficio de esta semilla: Al cultivar una estupenda relación con nuestros hijos, es más probable que podamos compartir con ellos en el futuro. Un individuo respetuoso generalmente puede llevarse bien con la mayoría de las personas, lo que les permitirá establecer buenos vínculos. Es importante sembrar estas semillas para un futuro armonioso y respetuoso con nuestras generaciones venideras.

18 NO BUSCAR BRUJOS, HECHICEROS, CLARIVIDENTES, PERSONAS QUE REALIZAN SESIONES DE ESPIRITISMO Y DEMÁS

Michael Caine, el prolífico actor británico, describe magistralmente la esencia de un efecto mágico: *"Todo efecto mágico consta de tres partes o actos. La primera parte, es la presentación: el mago muestra algo ordinario, una baraja de cartas, un pájaro o una persona. El mago lo exhibe, os puede invitar a que lo examinéis, para que veáis que no hay nada raro. Todo es normal. Pero claro, probablemente no sea así. El segundo acto es la actuación: el mago, con eso que era ordinario, consigue hacer algo extraordinario. Entonces intentaréis descubrir el truco, pero no lo conseguiréis, porque en el fondo, no queréis saber cuál es. Lo que queréis es que os engañen. Pero todavía no aplaudiréis. Que hagan desaparecer algo no es suficiente, tienen que hacerlo reaparecer. Por eso, todo efecto mágico consta de un tercer acto, la parte más complicada de este acto, es el prestigio."*

En la vida real, es esencial mantener una mente cautelosa y racional, evitando caer en la trampa de aquellos que prometen soluciones mágicas a nuestros problemas. Brujos, hechiceros, clarividentes y sesiones de espiritismo pueden ofrecer ilusiones tentadoras, pero debemos recordar que la realidad es mucho más compleja y profunda que cualquier truco o encantamiento.

En lugar de buscar respuestas en entidades dudosas, debemos dirigir nuestra mirada hacia el Creador del Universo, la fuerza más poderosa y misteriosa que existe. Conectarnos con esta fuerza trascendental nos proporcionará una comprensión más profunda de nuestro propósito en este vasto cosmos y nos guiará hacia la sabiduría y la paz interior.

Es fundamental enseñar a nuestros hijos a hacer lo mismo, transmitiéndoles la importancia de cultivar una conexión espiritual y trascendente. Al dotarlos de esta comprensión, les brindamos una brújula moral y un escudo contra las tentaciones engañosas del mundo. Al enfrentar los desafíos de la vida, sabrán que tienen un recurso inquebrantable al que recurrir en busca de orientación y protección.

Es crucial evitar la superstición y no perder tiempo y energía en cosas que no nos beneficiarán. No debemos atribuir un valor de causa-efecto a situaciones o personas que no tienen ninguna relación con la realidad. Esto no solo disminuye considerablemente el sustento, además cuando lo haces estás permitiendo que otros te engañen, roben tu luz, y como si fuera poco atraes consecuencias negativas. En cambio, debemos centrarnos en nuestra conexión con el Creador, pues solo así encontraremos verdadera asistencia divina.

Buscar luz fuera del Creador solo nos llevará a fuerzas oscuras y potencialmente peligrosas. Debemos advertir a nuestros hijos sobre los riesgos de explorar tales caminos, ya que pueden dañar el alma y atraer consecuencias negativas. La verdadera luz solo pertenece al Creador, y debemos transmitir esta sabiduría a nuestras generaciones futuras para que puedan tomar decisiones acertadas.

Cuando enfrentemos dificultades, en lugar de recurrir a soluciones dudosas, debemos rezar y hacer plegarias para conectarnos con el Ser más poderoso que existe, Él siempre está disponible para quien lo busca. Los salmos son una herramienta poderosa para elevar nuestras plegarias hacia el Todopoderoso.

Siguiendo esta guía, evitaremos sufrir las consecuencias de buscar ayuda en lugares equivocados y estaremos siempre en las mejores manos, bajo la protección y guía del Creador. Transmitir esta sabiduría a nuestras familias y generaciones futuras nos asegurará un camino iluminado y libre de calamidades.

Beneficio de esta semilla: quien busca Al Creador, siempre estará en las mejores manos, además no atraerás calamidades.

19 PROPONERSE METAS Y ESPIRITUALIZARLAS

Es fundamental establecer metas concretas para darle dirección a nuestra vida, evitando quedarnos a la deriva. Enfoquémonos en alcanzar objetivos significativos que fortalezcan nuestra autoestima. Es importante tener sueños y aspiraciones, inspirándonos en la famosa frase de Walt Disney: *"Todos nuestros sueños pueden hacerse realidad, si tenemos el coraje de perseguirlos."* Él demostró que es posible lograr grandes cosas.

Nuestras metas pueden tener un impulso celestial, si las alineamos con la voluntad divina, esto Para lograrlo, debemos reflexionar sobre si nuestros deseos alimentan el ego o si, en su consecución, contribuyen al bienestar de más personas.

Compartir con otros de manera desinteresada es esencial para que el acto sea genuino y no genere deudas ni vergüenzas.

Enseñar a nuestros hijos a establecer metas y planificar los pasos para alcanzarlas es esencial para su crecimiento y desarrollo. Es importante asignar fechas de realización para evitar que las metas queden en meros deseos incumplidos.

A continuación, te presento algunos consejos para definir tus metas: Una vez que tengas claros tus deseos, elige cinco objetivos importantes para equilibrar tu vida: dos materiales, dos espirituales y uno de servicio.

Por ejemplo, metas materiales podrían ser una casa o un carro, mientras que metas espirituales podrían incluir dejar el chisme y evitar la crítica. Por otro lado, una meta de servicio te permitiría ayudar a otras personas, como llevar a tus progenitores al médico, apoyar una fundación o donar tu tiempo para mejorar la vida de alguien más. El servicio es algo que llena el alma y aporta sentido y alegría a nuestra existencia.

Una vez tengas claros estos objetivos, plásmalos en una cartulina o utiliza un programa en tu computadora para visualizarlos. Busca fotografías que representen lo que deseas y pégalas junto a cada meta, escribiendo debajo de ellas la fecha de ejecución. Observa tu mapa de metas todos los días y emocionate con el proceso. Visualízate cumpliéndolas y da un paso hacia ellas cada día para asegurarte de alcanzarlas. Recuerda mantener tu mapa de metas privado para evitar comentarios y críticas que puedan desmotivarte.

Beneficio de esta semilla, nuestros hijos crecerán más centrados y con la capacidad de establecer y perseguir sus propias metas. Al brindarles este conocimiento y ser un ejemplo para ellos, aumentarán las probabilidades de que logren lo que se propongan en la vida."

20 COLOCAR AL CREADOR EN PRIMER LUGAR

Significa dedicarnos a seguir la voluntad del Eterno y cultivar una profunda relación con Él. En los primeros cinco libros de la Biblia, encontramos toda la información necesaria para entender cómo hacerlo, pero este conocimiento requiere tiempo y estudio diario para discernir los comportamientos adecuados e inadecuados.

Antes de iniciar este estudio, es fundamental orar en busca de sabiduría para comprender el significado profundo de lo que leemos. Así, este conocimiento no solo enriquecerá nuestra alma, sino que también transformará nuestro mundo físico, convirtiéndolo en un lugar divino donde el Creador puede habitar.

Cuando no podamos encontrar respuestas por nosotros mismos, podemos recurrir a muchos libros y fuentes confiables, incluyendo Internet, para ampliar nuestro entendimiento.

En la actualidad, muchas personas priorizan individuos, cosas materiales, dinero, entre otros, relegando al Creador a un lugar distante en su vida. A menudo, solo se dirigen a Él cuando necesitan algo o están atravesando momentos difíciles. Sin embargo, debemos comprender que hay una gran diferencia entre buscar a alguien solo cuando lo necesitamos y establecer una relación sólida y duradera, que se construye día a día.

Si las cosas no fluyen como esperamos, puede haber un aprendizaje oculto que resulta trascendental para nuestro crecimiento. En esos momentos, nunca debemos olvidar que Dios es el único en quien podemos depositar nuestra esperanza y confianza. Si nos sentimos agotados o desanimados, podemos pedirle al Creador fuerza y veremos cómo nos la infunde. Recordemos la promesa: 'Él nos da la fortaleza para esperar en Él' (Isaías 40:31).

En nuestras vidas, tenemos dos opciones: incluir al Creador como parte esencial de ella o mantenerlo fuera. No hay términos medios.

Para construir una buena relación con Él, debemos involucrarlo en cada uno de nuestros desafíos, dedicándole tiempo y agradeciéndole por lo que tenemos y lo que vendrá. Al hacerlo, podremos sentir su presencia en nuestras vidas. En toda relación, el tiempo es el regalo más valioso que podemos ofrecer, así que incorporemos esta verdad, no hay nada que valga más la pena, te lo aseguro. Incorpora a tu vida esta verdad y enséñala a tus hijos.

Cuando colocamos al Creador en primer lugar en todo lo que hacemos, nos irá bien, porque no actuamos solos; contamos con una fuerza sobrenatural que interactúa con nosotros y nos ayuda a tomar decisiones sabias y alineadas con nuestra verdadera naturaleza.

Pero no No obstante, es crucial no confundirnos, como bien dijo el pastor Harry Emerson Fosdick: *"Dios no es un mandadero que cuando presionamos un botón hace lo que nosotros queramos."*

Él tiene todo bajo su supervisión y solo permitirá experiencias en nuestra vida que nos lleven a ser mejores personas, aunque en ocasiones no lo parezca. Si hay sufrimiento, es porque ha habido transgresiones, y el propósito es que reconozcamos nuestros errores y nos comprometamos a no repetirlos.

Aquí tienes algunos consejos para poner al Amo del Universo en primer lugar: entregarle el futuro, dedicar una cita diaria en oración y comunicación con Él, agradecer por todo lo que tenemos, compartir nuestras experiencias, planes, temores y solicitar ayuda si es necesario. Conocerlo es esencial, y para ello, podemos leer y extraer sabiduría de los primeros libros de la Biblia, comprender cómo ama y cómo espera que nos comportemos.

Al relacionarnos con Él, empezaremos a escuchar su voz y conoceremos su voluntad de primera mano. Debemos honrarlo para abrir la puerta a sus bendiciones y convertirnos en instrumentos de Su voluntad, sirviendo en este mundo como una extensión de Él. Estar dispuestos a dar y recibir es fundamental.

En situaciones específicas, podemos contar con otros consejos como diezmar para tener sustento para nuestra familia, o buscar su guía en decisiones importantes. Si tenemos problemas, acudamos a Él primero, pues si recurrimos inicialmente a otros, no debemos esperar su ayuda. Al interiorizar y aplicar estos consejos, podemos transmitirlos a nuestros descendientes a través del ejemplo.

El beneficio de esta semilla: nuestros hijos construirán una relación con el Ser más Poderoso que existe. Nunca se sentirán solos, siempre contarán con una compañía extraordinaria y asistencia divina. Esto no significa que todas sus peticiones serán cumplidas, pero siempre serán guiados hacia un crecimiento significativo en sus vidas.

NOTAS DE LA AUTORA

Este libro es el resultado de la profunda inspiración que surgió al observar el complejo mundo en el que están creciendo nuestros hijos y toda nuestra familia. Como padres, enfrentamos el desafío de ser un faro de luz que ilumine sus caminos y los guíe en medio de tanta confusión y dificultad para discernir entre lo correcto y lo incorrecto. Los valores fuertes son esenciales para ellos en esta época, y las semillas de amor que aquí presento surgen como una necesidad imperante en nuestra sociedad actual. Estoy profundamente agradecida por ser el instrumento que revela estas semillas.

Al investigar sobre ellas, me maravillé con su simplicidad y, al mismo tiempo, su complejidad. Cuando profundizaba en las consecuencias de cumplirlas o incumplirlas, descubrí que tienen el poder de permear el alma. Estudiarlas e incorporarlas a mi vida y a la de mi familia generó experiencias asombrosas, probando así la eficacia de los consejos brindados.) y la de mi familia, un efecto maravilloso qué no esperaba.

El objetivo de este libro es proporcionar información precisa, clara y contundente a la mayor cantidad de personas posible. Inicialmente, he completado las primeras 20 semillas, y he decidido compartir este primer volumen con el mundo. Conforme avance en la creación de las próximas veinte simientes, las iré publicando para aquellos que busquen esta valiosa información.

Mi anhelo es que estas semillas de amor puedan sembrarse en el corazón de muchas personas, transformando vidas y ayudando a construir un mundo más armonioso y lleno de bondad. Es mi humilde contribución para guiar a nuestros hijos y a toda la familia hacia un futuro más prometedor y significativo.

ACERCA DE LA AUTORA

Elsa Liliana Arellano es una abogada con formación en la Universidad de San Buenaventura de Cali, Colombia. Además, ha ampliado sus conocimientos al obtener una Maestría en Comercio y Finanzas Internacionales, así como especializaciones en Finanzas Internacionales y Comercio Exterior y Economía Internacional y Comercio Exterior, todas ellas de la prestigiosa Universitat de Barcelona. En la actualidad, ejerce como abogada, aplicando sus habilidades en el campo profesional.

Desde temprana edad, Elsa mostró una curiosidad innata por sus orígenes y comenzó a hacerse preguntas sobre la vida y el crecimiento personal. Sin aceptar ciegamente lo que se le presentaba, siempre mantuvo una mente abierta y se adentró en la búsqueda de respuestas. Su amor por la lectura y la escritura se manifestó desde la infancia, lo que la llevó a explorar diversos temas espirituales y de crecimiento personal en autores y obras literarias.

A los 16 años, su interés se enfocó en los temas de autoayuda, lo que la convirtió en una incansable buscadora de conocimiento. A lo largo de su vida, ha asistido a seminarios de superación personal y espiritualidad, demostrando su voluntad de aprender y crecer constantemente.

A los 25 años, tuvo un encuentro significativo con un maestro místico que le enseñó técnicas milenarias enfocadas en el despertar de la conciencia. La experiencia vivencial en los seminarios con este maestro la apasionó aún más por los temas espirituales y de crecimiento personal.

Elsa Liliana Arellano comparte su vida con su esposo, Eider Steeve Riaño Vargas, y juntos tienen tres hijos: Miguel Angel, Moises y Michelle, quienes son su fuente de amor y motivación.

Con el paso de los años, Elsa se ha dado cuenta de que ha acumulado valiosa información y herramientas que han sido fundamentales para enfrentar diversos momentos de su vida. Ahora, siente el deseo de compartir esta riqueza con más personas, creyendo que la mejor forma de hacerlo es a través de la escritura. Su objetivo es plasmar en palabras sus conocimientos y experiencias para brindar a otros la oportunidad de crecer y mejorar en su camino hacia una vida más plena y significativa.